Benessere in Tasca:

10 Minuti al Giorno
per la Salute Mentale e la Crescita Spirituale

di Luca Martinelli

Benessere in Tasca:
10 Minuti al Giorno per la Salute Mentale e la Crescita Spirituale
Copyright © 2024 Luca Martinelli
Tutti i diritti riservati.

Data di Pubblicazione: 18 Ottobre 2024

Attenzione: Questo libro è protetto dai diritti d'autore. Nessuna parte di questo libro può essere riprodotta o trasmessa in qualsiasi forma o con qualsiasi mezzo, elettronico o meccanico, inclusi fotocopie, registrazioni o sistemi di archiviazione e recupero delle informazioni, senza il permesso scritto dell'autore, tranne per brevi estratti destinati a recensioni o citazioni.

Per richieste di autorizzazione o informazioni, si prega di contattare:

lucam65261@gmail.com

Nota per il Lettore:

L'autore ha fatto ogni sforzo per garantire l'accuratezza delle informazioni contenute in questo libro al momento della pubblicazione. Tuttavia, le dinamiche del mondo possono cambiare, e nuove scoperte possono influire sulle opinioni e le consapevolezze espresse. L'autore non si assume alcuna responsabilità per eventuali errori e omissioni nel contenuto.

Grazie per il tuo interesse. Buona lettura!

DISCLAIMER

L'autore di questo Libro desidera chiarire che il contenuto fornito ha unicamente scopo informativo e formativo. Le informazioni presentate sono basate sull'esperienza personale dell'autore, ricerche approfondite e riflessioni sulla crescita personale.

Si prega di tenere presente che i risultati ottenuti attraverso l'implementazione delle strategie e dei consigli forniti potrebbero variare da persona a persona. La crescita personale è un processo individuale e dipende da numerosi fattori, tra cui la motivazione, l'impegno e le circostanze personali.

L'autore non si assume alcuna responsabilità per eventuali conseguenze derivanti dall'applicazione delle informazioni contenute in questo Libro. L'utilizzo delle risorse fornite è a rischio e discrezione del lettore.

Si consiglia vivamente di consultare professionisti qualificati, come coach, counselor o professionisti della salute mentale, per un supporto personalizzato in relazione alle proprie esigenze e situazioni specifiche.

L'autore non è responsabile per eventuali errori o omissioni nel contenuto e non può garantire l'accuratezza, completezza o attualità delle informazioni fornite. L'utente è invitato a esercitare il proprio discernimento e ad adottare decisioni consapevoli in base alle proprie circostanze.

L'acquisto e l'utilizzo di questo libro implicano l'accettazione di questo disclaimer. Si prega di consultare un professionista qualificato per qualsiasi questione legata alla crescita personale che richieda una consulenza personalizzata.

Indice

Capitolo 5: Nutrizione per la Mente e l'Anima

- Alimenti e abitudini per nutrire il cervello
- Tecniche di respirazione per rilassarsi e rinvigorirsi
- Creare un ambiente che favorisca il benessere mentale

Capitolo 6: Connettività Spirituale per Tutti

- Esercizi per esplorare la tua spiritualità
- Pratiche quotidiane per una connessione spirituale più profonda
- Rispetto e integrazione delle diverse tradizioni spirituali

Capitolo 7: Equilibrio tra Vita e Lavoro

- Metodi per gestire efficacemente tempo e stress
- Bilanciare impegni lavorativi e spazi personali

Capitolo 8: Costruire Comunità e Condividere il Percorso

- L'importanza del supporto sociale nel percorso di crescita
- Come creare o trovare gruppi di supporto
- Condividere esperienze e sfide per un arricchimento reciproco

Conclusione

- Riassunto dei principi chiave per il benessere mentale e spirituale
- Come continuare il percorso di crescita oltre i 10 minuti
- Ringraziamenti

PREFAZIONE

Nel cuore di una notte silenziosa, sotto un cielo punteggiato di stelle, si riunisce una piccola comunità alla ricerca di risposte profonde e nascoste nel labirinto delle relazioni familiari. Le luci soffuse creano un'atmosfera di intimità e mistero mentre i partecipanti si dispongono in cerchio intorno a una figura centrale, il facilitatore delle costellazioni familiari.

Costui invita un partecipante a rappresentare un membro della sua famiglia o un concetto astratto, come l'amore o la colpa, ponendolo nel cerchio. Uno per uno, i partecipanti si uniscono alla "costellazione", posizionandosi secondo l'istinto e lasciandosi guidare dalle energie invisibili che permeano lo spazio.

Con un tocco di magia, la costellazione prende vita, rivelando dinamiche nascoste e legami profondi che influenzano le vite dei partecipanti. Attraverso gesti, sguardi e parole, emergono emozioni sepolte e verità celate, offrendo una prospettiva nuova e illuminante sulle relazioni familiari.

Le costellazioni familiari fungono da specchio dell'anima, riflettendo le ferite non guarite, i legami interrotti e le dinamiche disfunzionali che possono risalire a generazioni precedenti.

Attraverso questa forma di esplorazione profonda, i partecipanti possono riconnettersi con le proprie radici, guarire vecchie ferite e intraprendere un viaggio verso la comprensione e la trasformazione personale.

A tutt'oggi non ci sono prove cliniche di efficacia o di sicurezza del metodo delle Costellazioni Familiari, più che altro risulterebbero avere a volte effetto placebo e migliorare di tanto in tanto le relazioni dei partecipanti grazie alla suggestione ed all'empatia.

Ho scritto queste prime righe per raccontare che nell'ormai lontano 2010, dopo aver preso parte a 2 "costellazioni familiari" ho subito una sorta di blackout mentale che mi ha portato a eccedere in idee visionarie anche a sfondo religioso.

Tutto ciò mi ha portato ad un ricovero presso un centro di salute mentale per la durata di un mese, dopo il quale sono ritornato alla vita emaciato ma desideroso di una serenità da tanto tempo attesa.

Non so se la causa sia da ricondurre alle partecipazioni a tali pratiche, ma la morale vuole essere la seguente: prendiamoci sempre cura della nostra salute mentale e spirituale evitando esposizioni che potrebbero portarci troppo oltre.

Ho dedicato quindi tutto me stesso per aiutare me e gli altri nel duro percorso del raggiungimento della serenità.

I miei genitori mi hanno sempre insegnato che, se si vuole migliorare il mondo, bisogna iniziare da se stessi. Ecco il motivo per il quale mi sono deciso a darmi alla scrittura, per poter condividere con chiunque la mia idea di mondo ideale e dare, a chi ne sentirà il bisogno, una guida per togliere il buio interiore e far filtrare luce.

Se seguirai i consigli pratici che troverai all'interno di questo libro avrai fatto un passo importante verso la tua felicità ed il raggiungimento di uno status mentale che ti porterà a godere la vita come meriti.

Buona lettura.
Luca Martinelli

INTRODUZIONE

Nel ritmo frenetico della vita moderna, trovare il tempo per prendersi cura di sé stessi può sembrare un lusso fuori portata. Tuttavia, anche il più breve dei momenti può avere un impatto significativo sul nostro benessere mentale e spirituale.

In questo libro, esploreremo il potere dei piccoli cambiamenti, focalizzandoci su un periodo di tempo tanto breve quanto prezioso: dieci minuti. Scopriremo che investire saggiamente questi brevi intervalli di tempo può condurci verso una vita più equilibrata, appagante e significativa.

Il valore di 10 minuti: come piccoli cambiamenti possono portare a grandi risultati

È sorprendente quanto possa accadere in soli dieci minuti. Spesso trascuriamo il potenziale di questi brevi momenti, scartandoli come insignificanti o troppo brevi per fare la differenza.

Tuttavia, quando adottiamo un approccio consapevole e intenzionale, possiamo trasformare anche i più piccoli frammenti di tempo in occasioni per il cambiamento e la crescita personale.

Ogni giorno, abbiamo l'opportunità di dedicare dieci preziosi minuti a pratiche che nutrono la nostra mente, il nostro corpo e il nostro spirito. Potremmo utilizzarli per una breve meditazione al risveglio, per una passeggiata ristoratrice nella natura, o per annotare i nostri pensieri e gratitudini. Anche se possono sembrare solo piccoli gesti isolati, nel tempo questi momenti si accumulano, plasmando gradualmente la nostra esperienza di vita e contribuendo alla nostra crescita personale.

In questo libro, esploreremo una serie di modi in cui possiamo massimizzare il valore di questi dieci minuti, utilizzandoli in modo efficiente e significativo per promuovere il nostro benessere mentale e spirituale. Dalle pratiche di mindfulness alla riflessione personale, dalle strategie di gestione dello stress alla connessione spirituale, scopriremo insieme come anche il più breve dei momenti può portare a grandi cambiamenti nella nostra vita.

Oltre a fornire strumenti pratici e consigli, ci concentreremo anche sull'importanza di mantenere un'attitudine aperta e flessibile. Ogni individuo è unico, e ciò che funziona per una persona potrebbe non essere adatto a un'altra. Pertanto, incoraggeremo i lettori a esplorare diverse pratiche e adattarle alle proprie esigenze e preferenze personali.

Attraverso il potere dei piccoli cambiamenti e la consapevolezza dei nostri dieci minuti, possiamo intraprendere un viaggio di trasformazione e crescita personale che porterà a risultati duraturi e significativi. Che tu sia nuovo alla ricerca del benessere o un praticante esperto, questo libro offre una guida per sfruttare appieno il valore dei dieci minuti e creare una vita di equilibrio, consapevolezza e soddisfazione.

Perché la salute mentale e la crescita spirituale sono fondamentali oggi

In un mondo caratterizzato da una crescente complessità e da un costante flusso di informazioni, la cura della nostra salute mentale e lo sviluppo del nostro benessere spirituale sono diventati più cruciali che mai. La rapida evoluzione tecnologica, insieme alle sfide socioeconomiche e ambientali, ha generato un aumento dello stress, dell'ansia e della disconnessione sociale. In questo contesto, investire nella nostra salute mentale e nel nostro sviluppo spirituale non è solo un'opportunità, ma una necessità per affrontare le sfide della vita moderna in modo sano ed equilibrato.

La ricerca scientifica ha ampiamente dimostrato il legame tra la nostra salute mentale e il nostro benessere fisico. L'ansia, la depressione e lo stress cronico non solo influenzano negativamente il nostro umore e il nostro comportamento, ma possono anche avere effetti dannosi sulla nostra salute fisica, aumentando il rischio di malattie cardiache, diabete, e altre condizioni mediche croniche.

Di conseguenza, coltivare una mente sana e resiliente è essenziale per mantenere un corpo sano e vibrante. D'altronde come disse Decimo Giunio Giovenale, **"mens sana in corpore sano"**

Allo stesso tempo, il bisogno di un significato e di una connessione spirituale è diventato sempre più evidente in un'epoca dominata dalla superficialità e dalla ricerca di soddisfazioni materiali. Mentre la tecnologia ci permette di rimanere costantemente connessi, sempre più persone si sentono isolate e prive di un senso di appartenenza o di scopo. La ricerca di significato e di connessione spirituale può offrire un antidoto a questa crescente sensazione di vuoto, consentendoci di coltivare relazioni più profonde, di sviluppare una prospettiva più ampia sulla vita e di trovare un senso di pace interiore.

Inoltre, la salute mentale e la crescita spirituale non sono solo questioni individuali, ma hanno anche un impatto significativo sul benessere collettivo della società. Una popolazione sana dal punto di vista mentale e spirituale è più produttiva, resiliente e compassionevole, creando una società più coesa e solidale per tutti i suoi membri.

Non dimenticheremo mai il periodo legato alla Pandemia da covid 19 del 2020 che ha portato molte persone a fare i conti con la propria salute mentale a causa del lockdown e delle infinite restrizioni di quel periodo storico. Abbiamo visto intere nazioni dividersi e famiglie disgregarsi. Facciamo in modo che non ricapiti.

Pertanto, in un'epoca caratterizzata da cambiamenti rapidi e sfide complesse, investire nella nostra salute mentale e nel nostro benessere spirituale non è solo un atto di autocompassione, ma anche un contributo alla costruzione di un mondo migliore per tutti. In questo contesto, l'utilizzo sagace dei nostri dieci minuti quotidiani può diventare un potente strumento per promuovere la nostra salute e il nostro benessere, sia a livello individuale che collettivo.

"La vera ricchezza non deriva dall'abbondanza dei beni materiali, ma da una mente serena"

Maometto

CAPITOLO 1

La Mindfulness come Fondamento

Cos'è la mindfulness e come può trasformare la tua vita

La mindfulness, o consapevolezza, è una pratica di meditazione che trova le sue radici nelle tradizioni buddiste e che negli ultimi anni ha guadagnato notevole popolarità in Occidente come strumento di benessere psicofisico. Essa consiste nell'allenare la mente a focalizzarsi sul momento presente, accogliendo con non giudizio le sensazioni, i pensieri e le emozioni che emergono nella coscienza. Questo processo di attenzione intenzionale e senza critica permette di sviluppare una maggiore consapevolezza di sé e del proprio contesto, promuovendo un atteggiamento di apertura e accettazione.

Numerosi studi scientifici hanno evidenziato come la pratica regolare della mindfulness possa portare a benefici significativi per la salute mentale e fisica.

Tra questi, una riduzione dei livelli di stress, ansia e depressione, un miglioramento della qualità del sonno e un incremento della capacità di gestire il dolore cronico. Inoltre, la mindfulness può migliorare le funzioni cognitive, come la concentrazione, la memoria e la capacità di prendere decisioni, oltre a favorire una maggiore regolazione emotiva.

Può essere anche praticata attraverso diverse tecniche, tra cui la meditazione seduta, in cui l'individuo si concentra sulla propria respirazione o su un oggetto di meditazione, e la meditazione camminata. Quest'ultima consiste nel camminare lentamente e con attenzione. Altre pratiche includono esercizi di body scan, durante i quali si presta attenzione consapevole a diverse parti del corpo, e la pratica di mindfulness durante le attività quotidiane, come mangiare o ascoltare.

La trasformazione che essa può apportare nella vita di una persona si manifesta attraverso un cambiamento nel rapporto con il proprio mondo interiore e con l'ambiente circostante.

Imparare a osservare i propri schemi mentali senza identificarsi in essi può portare a una maggiore libertà interiore e a una riduzione delle reazioni automatiche e spesso disfunzionali. Questo nuovo modo di essere può tradursi in relazioni interpersonali più sane, una maggiore resilienza di fronte alle sfide della vita e un senso di pace ed equilibrio più profondo.

Le organizzazioni e le aziende stanno iniziando a riconoscere l'importanza della mindfulness per il benessere dei dipendenti, implementando programmi di formazione che mirano a ridurre lo stress lavorativo e a promuovere un ambiente di lavoro più armonioso e produttivo. In ambito educativo viene introdotta nelle scuole per aiutare gli studenti a gestire l'ansia da prestazione e a sviluppare competenze socio-emotive.

Nonostante i numerosi benefici, è importante riconoscere che non è una panacea e non sostituisce le terapie tradizionali per disturbi psicologici gravi.

Inoltre, l'approccio alla pratica deve essere graduale e rispettoso dei limiti personali, poiché un'immersione troppo rapida può in alcuni casi portare a esperienze di disagio emotivo.

 In conclusione, la mindfulness rappresenta un potente strumento di crescita personale e di promozione della salute, con la capacità di trasformare la vita di un individuo in modi profondi e duraturi. La sua pratica regolare può aiutare a sviluppare una maggiore consapevolezza di sé e a navigare con saggezza e compassione nel flusso della vita quotidiana.

Meditazioni brevi per una consapevolezza profonda

La pratica della meditazione breve ma profonda può essere un potente strumento per accrescere la consapevolezza interiore e migliorare la qualità della vita quotidiana. Questo approccio alla meditazione si basa sull'idea che anche brevi periodi di pratica intensiva possono produrre cambiamenti significativi nella percezione di sé e nell'approccio alle sfide della vita.

Per coloro che cercano di incorporare queste pratiche nella loro routine, è essenziale comprendere che la meditazione non è semplicemente un "tempo morto" o un'occasione per il riposo, ma un'attività che richiede impegno e concentrazione. Le sessioni brevi di meditazione possono essere particolarmente utili per coloro che hanno difficoltà a trovare ampi spazi di tempo nella loro giornata, permettendo di coltivare la consapevolezza anche nei ritagli di tempo.

La consapevolezza profonda, o "insight", si sviluppa attraverso la pratica costante e l'auto-osservazione. Durante la meditazione, l'individuo si concentra sull'attimo presente, prestando attenzione alle sensazioni fisiche, ai pensieri e alle emozioni che emergono, senza giudicarli o cercare di modificarli. Questo processo aiuta a rompere il ciclo automatico di reazioni e comportamenti abituali, favorendo una maggiore comprensione di sé e una risposta più consapevole agli stimoli esterni.

Diversi studi hanno dimostrato l'efficacia della meditazione nella riduzione dello stress, nell'abbassamento della pressione sanguigna e nel miglioramento delle funzioni cognitive, come l'attenzione e la memoria. Ad esempio, una ricerca pubblicata nel "Journal of Cognitive Enhancement" ha rivelato che la meditazione praticata per brevi periodi può migliorare la concentrazione e la performance in compiti che richiedono attenzione sostenuta.

Inoltre, la meditazione può avere effetti positivi sul benessere emotivo. Uno studio pubblicato nel "Journal of Psychosomatic Medicine" ha mostrato che la meditazione mindfulness può ridurre i sintomi di ansia e depressione, migliorando la qualità della vita dei partecipanti.

Questi benefici sono particolarmente rilevanti in un'epoca in cui la frenesia e lo stress sembrano dominare la scena quotidiana, rendendo la meditazione breve ma profonda uno strumento prezioso per il benessere psicologico.

Nonostante i numerosi benefici, è importante riconoscere anche le sfide che possono emergere nella pratica della meditazione. Alcuni individui possono sperimentare difficoltà nel mantenere la concentrazione o nel gestire le emozioni e i pensieri scomodi che possono emergere durante la meditazione stessa. Inoltre, può esserci una tendenza a cercare risultati immediati, il che può portare a frustrazione e abbandono della pratica.

Per superare queste sfide, si raccomanda di avvicinarsi alla meditazione con pazienza e senza aspettative eccessive. È utile iniziare con sessioni brevi, gradualmente aumentando la durata man mano che si sviluppa maggiore familiarità con la pratica.

Inoltre, può essere utile cercare la guida di un insegnante esperto o utilizzare risorse come app e registrazioni audio dedicate alla meditazione guidata.

In conclusione, la meditazione breve ma profonda offre un percorso accessibile e proficuo verso una maggiore consapevolezza di sé e benessere generale. La chiave del successo in questa pratica risiede nella costanza, nella pazienza e nell'apertura mentale, attributi che permettono di esplorare il proprio mondo interiore e di affrontare la vita con maggiore equilibrio e serenità.

Esercizi quotidiani di mindfulness per principianti

Ora che hai compreso i fondamenti di questa materia e i suoi molteplici benefici, è tempo di mettere in pratica alcune semplici tecniche per iniziare il tuo viaggio verso una maggiore consapevolezza. Questi esercizi possono essere integrati nella tua routine quotidiana per aiutarti a sviluppare gradualmente la tua pratica di mindfulness.

- **Respirazione consapevole**: Trova un luogo tranquillo dove puoi sederti comodamente. Chiudi gli occhi e porta l'attenzione alla tua respirazione. Nota il movimento del respiro mentre entra ed esce dal tuo corpo. Non cercare di controllare la respirazione, semplicemente osserva. Se la mente divaga, gentilmente riporta l'attenzione alla respirazione.

- **Body scan**: Distenditi su un tappetino o su un letto, con le braccia lungo i fianchi e gli occhi chiusi. Inizia a portare l'attenzione consapevole su diverse parti del corpo, partendo dalla punta dei piedi fino alla sommità della testa.

Nota le sensazioni fisiche in ogni parte del corpo senza giudizio. Se incontri tensione o disagio, cerca di rilassare consapevolmente quella zona.

- **Meditazione camminata**: Scegli un breve percorso all'interno o all'esterno della tua casa. Cammina lentamente e consapevolmente, presta attenzione ai movimenti del corpo e alle sensazioni dei piedi che toccano il terreno. Nota anche gli odori, i suoni e le sensazioni tattili mentre cammini. Se la mente divaga, riporta gentilmente l'attenzione alla sensazione del camminare.

- **Mindfulness** durante le attività quotidiane: Pratica la consapevolezza mentre svolgi le tue attività quotidiane, come lavarsi i denti, fare la doccia o mangiare. Sintonizzati completamente su ciò che stai facendo, notando ogni sensazione, odore e gusto. Evita il multitasking e concentrati completamente sull'attività presente.

- **Pratica della gratitudine**: Dedica qualche minuto al giorno per riflettere su ciò per cui sei grato. Puoi tenere un diario della gratitudine in cui scrivi tre cose per cui sei grato ogni giorno. Questo esercizio ti aiuta a mantenere una prospettiva positiva e ad apprezzare le piccole gioie della vita quotidiana.

- **Pausa mindfulness**: Ogni volta che senti di essere sopraffatto dallo stress o dalla frenesia della vita quotidiana, concediti una breve pausa. Chiudi gli occhi, prendi qualche respiro profondo e porta l'attenzione al momento presente. Nota le sensazioni fisiche nel tuo corpo e le emozioni che stai sperimentando. Questo breve momento di consapevolezza può aiutarti a riconnetterti con te stesso e a ritrovare la calma interiore.

Ricorda che la pratica della mindfulness richiede costanza e pazienza. Non preoccuparti se la tua mente divaga o se fai fatica a rimanere concentrato. È normale e fa parte del processo di apprendimento.

Con il tempo, noterai i benefici di una maggiore consapevolezza nella tua vita quotidiana e sarai in grado di approfondire la tua pratica con esercizi più avanzati.

"Non c'è meditazione senza saggezza, e non c'è saggezza senza meditazione. Quando un uomo ha meditato ed è saggio, allora è davvero vicino al Nirvana."

Buddha

CAPITOLO 2

Ottimizzare il tempo per il benessere

Strategie per trovare 10 minuti nella tua giornata

Nel caos delle nostre vite moderne, con le loro molteplici richieste e impegni, trovare anche solo dieci minuti di spazio libero può sembrare una vera e propria sfida. Siamo immersi in un mondo in cui il tempo sembra scorrere sempre più velocemente, dove le ore passano senza che ci rendiamo conto di quanto sia fugace il loro passaggio. Siamo costantemente connessi, bombardati da notifiche, e-mail, telefonate e impegni fissati con precisione nel nostro calendario. In mezzo a questa frenesia, il pensiero di trovare dieci minuti per noi stessi può sembrare un lusso irraggiungibile, un'idea quasi paradossale.

Tuttavia, è proprio in queste brevi pause che risiede il potenziale per il cambiamento e la trasformazione personale.

Dieci minuti possono sembrare un'inezia nel contesto di una giornata intera, ma sono sufficienti per intraprendere piccoli gesti di cura e autoregolazione che possono avere un impatto significativo sulla nostra salute mentale e sul nostro benessere generale.

Troppo spesso ci lasciamo trascinare dalla convinzione che per fare la differenza nella nostra vita sia necessario dedicare lunghi periodi di tempo o compiere gesti straordinari. Tuttavia, la realtà è che sono i piccoli cambiamenti, le azioni quotidiane ripetute con costanza e consapevolezza, che alla fine plasmano il nostro destino. È nella costanza e nella coerenza che risiede il vero potere della trasformazione personale.

In questo capitolo, esploreremo un assortimento di strategie pratiche e accessibili per individuare e sfruttare al meglio quei brevi frammenti di tempo che si presentano nella nostra giornata.

Dalle prime luci dell'alba fino alle ultime ore della notte, impareremo a scovare quei momenti apparentemente insignificanti e a trasformarli in occasioni di cura personale e benessere.

Non si tratta solo di trovare dieci minuti, ma di saperli impiegare in modo saggio e intenzionale, per creare spazi di riposo e rigenerazione che ci consentano di affrontare la vita con maggiore serenità e vitalità.

Continueremo ora esplorando una serie di tecniche e strategie pratiche che possono essere adottate per trovare e sfruttare al meglio questi preziosi momenti di tempo libero durante la giornata.

- **Pianificazione anticipata**: Una delle chiavi per trovare dieci minuti nella tua giornata è la pianificazione anticipata. Dedica qualche minuto la sera precedente o la mattina stessa per pianificare come desideri utilizzare il tuo tempo libero. Identifica i momenti in cui puoi inserire brevi pause di cura personale tra gli impegni e le attività quotidiane.

- **Flessibilità mentale**: Spesso, la rigidità della nostra routine quotidiana ci impedisce di riconoscere le opportunità per trovare dieci minuti di tempo libero. Sii disposto a essere flessibile e adattabile nei tuoi piani, cercando spazi vuoti che potrebbero essere utilizzati per prenderti cura di te stesso, anche se non sono pianificati in anticipo.

- **Sfruttare le pause**: Durante la giornata, ci sono numerosi momenti in cui possiamo trovare brevi pause, come durante una pausa caffè, mentre aspettiamo il bus o prima di coricarci. Sfrutta questi momenti per praticare la mindfulness, fare qualche respiro profondo o semplicemente rilassarti e rigenerarti.

- **Delegare compiti**: Non c'è bisogno di affrontare tutto da soli. Delega compiti e responsabilità quando possibile, liberando così tempo prezioso che puoi dedicare al tuo benessere personale. Chiedi aiuto ai membri della famiglia, agli amici o ai colleghi per condividere il carico di lavoro.

- **Limitare le distrazioni**: Trova modi per limitare le distrazioni e le attività che consumano tempo inutilmente. Riduci il tempo passato sui social media, imposta limiti per le e-mail e le chiamate telefoniche, ed evita di procrastinare su attività non essenziali.

- **Attività rigeneranti**: Utilizza i tuoi dieci minuti per svolgere attività che ti rigenerano e ti riempiono di energia positiva. Come, ad esempio, una breve passeggiata all'aria aperta, una sessione di stretching, ascoltare musica rilassante o leggere un breve estratto di un libro che ti ispira.

- **Priorità personale**: Infine, ricorda che prendersi cura di te stesso è una priorità. Non considerare i tuoi dieci minuti di tempo libero come un lusso o un'opzione facoltativa, ma come un elemento essenziale per il tuo benessere complessivo. Rendili una parte integrante della tua giornata, investendo in te stesso e nella tua salute mentale e fisica.

Creare una routine quotidiana per il benessere mentale

Questo è un passo essenziale per coltivare una vita equilibrata e appagante. In questo paragrafo esploreremo l'importanza di una routine ben strutturata e forniremo suggerimenti pratici su come svilupparne una che favorisca il benessere mentale.

Una routine quotidiana ben progettata può fornire un senso di stabilità e sicurezza, riducendo lo stress e l'ansia legati all'incertezza della vita di tutti i giorni. Inoltre, una routine può aiutare a mantenere un equilibrio tra lavoro, svago e riposo, consentendo di dedicare il tempo necessario per prendersi cura di sé stessi.

Per creare una routine per il benessere mentale, è importante considerare una serie di fattori, tra cui le proprie esigenze individuali, gli impegni lavorativi e familiari e le attività che portano gioia e soddisfazione.

Ecco alcuni suggerimenti pratici per sviluppare una routine che favorisca il benessere mentale:

- **Stabilire una routine mattutina**: Dedica del tempo al mattino per avviare la giornata in modo positivo. Questo potrebbe includere pratiche come la meditazione, lo stretching, la lettura ispiratrice o la tenuta di un diario dei pensieri e delle gratitudini.

- **Incorporare il movimento**: L'esercizio fisico è fondamentale per il benessere mentale. Trova il momento migliore durante la giornata per fare attività fisica, che sia una passeggiata all'aperto, una sessione in palestra o una pratica di yoga a casa.

- **Tempo per il lavoro e la produttività**: Organizza il tuo tempo in modo da affrontare le attività lavorative in modo efficace, evitando di sovraccaricarti eccessivamente. Suddividi il lavoro in compiti gestibili e prenditi delle pause regolari per riposare la mente e rigenerarti.

- **Pause di ricarica durante il giorno**: Programma delle pause durante la giornata per rilassarti e rigenerarti. Questo potrebbe includere una breve passeggiata all'aria aperta, una pausa caffè con un amico o una sessione di respirazione profonda e rilassamento.

- **Tempo per gli hobby e il relax**: Dedica del tempo alle attività che ti portano gioia e soddisfazione, che sia leggere un libro, dipingere, ascoltare musica o trascorrere del tempo con gli amici e la famiglia. Questi momenti di piacere possono aiutare a ridurre lo stress e rinnovare il tuo spirito.

- **Prepararsi per la notte**: Prima di andare a dormire, crea una routine rilassante per aiutarti a prepararti per il riposo notturno. Ciò potrebbe includere pratiche come la meditazione, il bagno caldo, la lettura tranquilla o annotare i pensieri della giornata.

Creare una routine quotidiana per il benessere mentale richiede tempo, sperimentazione e adattamento.

È importante essere flessibili e aperti ai cambiamenti, poiché le esigenze e le circostanze possono variare nel tempo.

Sii gentile con te stesso e ricorda che anche piccoli passi verso il benessere mentale possono fare una grande differenza nella tua vita.

Consigli per mantenere la costanza

Mantenere la costanza nella tua routine quotidiana per il benessere mentale è fondamentale per ottenere risultati duraturi e significativi. Ecco alcuni preziosi consigli che possono aiutarti a mantenere la costanza e l'impegno nel perseguire il tuo benessere mentale:

- **Imposta obiettivi realistici**: Sii realistico riguardo agli obiettivi che ti poni nella tua routine quotidiana. Non sovraccaricarti di troppe attività o aspettative irrealistiche che potrebbero portare a sensi di colpa o frustrazione. Invece, fissati obiettivi raggiungibili e progressivamente sfidanti che possano motivarti a mantenere la tua routine nel lungo termine.

- **Crea un piano dettagliato**: Prepara un piano dettagliato per la tua routine giornaliera, includendo ogni attività e il tempo dedicato ad essa. Una pianificazione precisa ti aiuterà a mantenere il controllo del tuo tempo e a identificare eventuali aree in cui potresti migliorare l'efficienza o ridurre lo stress.

- **Sii flessibile**: Anche se è importante mantenere una routine stabile, è altrettanto importante essere flessibili e adattabili alle esigenze e alle circostanze mutevoli della vita. Accetta che ci saranno giorni in cui potrai deviare dal tuo programma pianificato e non farti prendere dal senso di colpa. Sii gentile con te stesso e riprendi la tua routine il giorno successivo.

- **Trova ispirazione**: Cerca ispirazione da fonti esterne che ti motivino a mantenere la tua routine di benessere mentale. Leggi libri, segui blog o podcast che trattano argomenti legati alla salute mentale e al benessere personale. Condividi le tue esperienze e i tuoi progressi con persone di fiducia che possano offrirti sostegno e incoraggiamento lungo il percorso.

- **Celebra i successi**: Riconosci e celebra i successi, anche quelli più piccoli, lungo il tuo percorso verso il benessere mentale. Ogni volta che riesci a mantenere la tua routine o a raggiungere un obiettivo, prenditi del tempo per celebrare il tuo impegno e i tuoi progressi.

Questo ti aiuterà a mantenere alta la motivazione e a continuare ad avanzare verso il tuo benessere personale.

- **Ricorda l'importanza dell'autocura**: Mantieni sempre presente l'importanza dell'autocura e del benessere mentale nella tua vita. Riconosci che prenderti cura di te stesso non è un lusso, ma una necessità fondamentale per vivere una vita appagante e significativa. Mantieni viva la consapevolezza dei benefici che derivano dal mantenere la tua routine di benessere mentale, e ricorda che meriti di dedicare del tempo e dell'energia a te stesso ogni giorno.

Seguendo questi consigli e impegnandoti costantemente nella tua routine quotidiana per il benessere mentale, potrai godere di una vita più equilibrata, serena e gratificante. Non arrenderti mai e continua a lavorare costantemente verso il tuo benessere personale, poiché ogni sforzo che fai porterà a risultati positivi nel lungo termine.

"Quanto il tempo è più felice,
altrettanto è più breve."

Plinio il Vecchio

CAPITOLO 3

Sviluppo personale in 10 minuti

Tecniche di auto-riflessione e crescita interiore

In questo capitolo esploreremo una serie di tecniche e strumenti per facilitare il tuo viaggio di auto-riflessione e crescita interiore. Queste pratiche ti aiuteranno a sviluppare una maggiore consapevolezza di te stesso, a esplorare i tuoi valori e obiettivi, e a coltivare un senso di realizzazione personale e benessere.

Esplorare attraverso la scrittura:

Una delle modalità più potenti per esplorare il proprio mondo interiore è tramite la scrittura. Tenere un diario di auto-riflessione può essere un modo efficace per elaborare i tuoi pensieri, emozioni ed esperienze quotidiane. Scrivere liberamente senza giudizio ti permette di esplorare i tuoi pensieri più profondi e di identificare eventuali schemi ricorrenti nel tuo modo di pensare e agire.

Auto-osservazione e auto-indagine:

Prenditi del tempo ogni giorno per osservare te stesso e le tue reazioni agli eventi e alle situazioni della vita. Chiediti perché reagisci in certi modi e cosa puoi imparare da queste esperienze. L'auto-osservazione ti aiuta a diventare più consapevole dei tuoi schemi mentali e comportamentali e a identificare aree in cui puoi crescere e migliorare.

Porsi domande significative:

Riflettere su domande significative è un modo efficace per esplorare il tuo mondo interiore e stimolare la crescita personale. Chiediti quali sono i tuoi valori fondamentali, qual è il tuo scopo nella vita e cosa ti rende veramente felice. Cerca di rispondere a queste domande in modo onesto e profondo, esplorando le tue convinzioni e aspirazioni più profonde.

Chiedere il feedback:

Chiedere il feedback agli altri è un modo prezioso per ottenere una prospettiva esterna e identificare aree in cui puoi crescere e migliorare.

Chiedi agli amici, alla famiglia o ai colleghi di condividere le loro opinioni e impressioni su di te e sulle tue azioni. Ascolta con attenzione il loro punto di vista e usa queste informazioni per informare la tua auto-riflessione e il tuo percorso di crescita personale.

In conclusione, l'auto-riflessione e la crescita interiore sono fondamentali per una vita appagante e significativa. Utilizzando queste tecniche e strumenti, potrai esplorare il tuo mondo interiore, sviluppare una maggiore consapevolezza di te stesso e raggiungere il tuo pieno potenziale. Dedica quindi del tempo ogni giorno a queste pratiche e preparati a vivere una vita più autentica, equilibrata e soddisfacente.

Attività quotidiane per stimolare il pensiero critico e la creatività

Nella ricerca della crescita personale, è cruciale coltivare il pensiero critico e la creatività. Queste abilità non solo favoriscono una maggiore consapevolezza di sé e del mondo circostante, ma sono anche fondamentali per affrontare sfide complesse e trovare soluzioni innovative. In questo capitolo esploreremo una serie di attività quotidiane progettate per stimolare il pensiero critico e alimentare la creatività.

Pratica del brainstorming:

Una delle attività più efficaci per stimolare la creatività è il brainstorming. Trova del tempo ogni giorno per sederti con un foglio bianco e generare idee su un argomento specifico. Non c'è limite alle idee che puoi generare, quindi non temere di essere audace e sperimentare. Il brainstorming può essere fatto da solo o in gruppo e può portare a soluzioni originali e innovative.

Risoluzione di enigmi e puzzle:

Gli enigmi e i puzzle sono un ottimo modo per allenare il pensiero critico e la risoluzione dei problemi. Dedica del tempo ogni giorno a risolvere enigmi, puzzle matematici o rompicapo di vario genere. Queste attività non solo stimolano il cervello, ma possono anche essere divertenti e appaganti.

Analisi di notizie e articoli:

Leggere notizie e articoli su argomenti diversi è un ottimo modo per esercitare il pensiero critico. Prenditi del tempo ogni giorno per leggere articoli su argomenti che ti interessano e cerca di analizzare in profondità le informazioni presentate. Fai domande su fonti, obiettivi e prospettive e cerca di valutare criticamente le argomentazioni presentate.

Scrittura creativa:
La scrittura creativa è un'attività che offre numerosi benefici per lo sviluppo del pensiero critico e della creatività. Dedica del tempo ogni giorno a scrivere liberamente su argomenti che ti ispirano.

Puoi scrivere racconti, poesie, o anche semplici riflessioni sulla tua giornata. L'importante è esercitare la tua creatività e approfondire il tuo pensiero critico.

Discussione e dibattito:

Partecipare a discussioni e dibattiti è un modo efficace per esercitare il pensiero critico e affinare le tue capacità di argomentazione. Trova del tempo ogni giorno per discutere con amici, familiari o colleghi su argomenti di attualità o temi di interesse comune. Ascolta le diverse opinioni e cerca di difendere le tue posizioni in modo chiaro e convincente.

Risoluzione di problemi pratici:

Infine, risolvere problemi pratici è un ottimo modo per mettere in pratica il pensiero critico e la creatività. Cerca di affrontare ogni giorno piccole sfide o problemi che incontri nella tua vita quotidiana. Potrebbe essere un problema di organizzazione, un ostacolo sul lavoro o un dilemma personale. L'importante è esercitare la tua capacità di trovare soluzioni innovative e creative.

In conclusione, stimolare il pensiero critico e la creatività è essenziale per il tuo sviluppo personale e professionale. Utilizza queste attività quotidiane per esercitare il tuo cervello e alimentare la tua creatività, preparandoti ad affrontare sfide complesse e ad esplorare nuove opportunità nella vita.

***Migliorare le competenze personali e professionali**.*

Nel percorso di crescita personale, migliorare le competenze è un obiettivo importante e gratificante. Questo processo non solo ci aiuta a crescere come individui, ma può anche avere un impatto significativo sulla nostra carriera e sul nostro successo professionale. In questo capitolo esploreremo una serie di strategie e pratiche progettate per sviluppare e potenziare le nostre competenze personali e professionali.

Autovalutazione delle competenze:

Per iniziare il processo di miglioramento delle competenze, è importante fare un'autovalutazione onesta delle nostre abilità e dei nostri punti di forza e di debolezza. Prenditi del tempo per riflettere su quali competenze vorresti migliorare e su come potresti raggiungere i tuoi obiettivi. Potresti valutare le competenze richieste per il tuo attuale lavoro o identificare aree in cui desideri crescere personalmente.

Pianificazione del percorso di sviluppo:

Una volta identificate le competenze da migliorare, è importante pianificare un percorso di sviluppo chiaro e realistico. Questo potrebbe includere l'impostazione di obiettivi specifici e misurabili per il miglioramento delle competenze, nonché la pianificazione di attività e risorse per raggiungere tali obiettivi. Assicurati di stabilire una serie di traguardi intermedi per monitorare il tuo progresso lungo il percorso.

Formazione e apprendimento continuo:
Il miglioramento delle competenze richiede impegno e dedizione nel perseguire opportunità di formazione e apprendimento continuo. Cerca corsi, workshop o seminari che ti consentano di acquisire nuove conoscenze e competenze pertinenti al tuo campo di interesse o alla tua carriera. Puoi anche considerare l'iscrizione a programmi di formazione online o l'approfondimento autonomo attraverso la lettura di libri, l'ascolto di podcast o la visione di video didattici.

Mentoring e coaching:

Il mentoring e il coaching sono preziose risorse per lo sviluppo delle competenze personali e professionali. Cerca mentori o coach che possano offrirti supporto, consulenza e feedback mentre cerchi di migliorare le tue abilità. Un mentore esperto può condividere la propria esperienza e saggezza, offrendo consigli pratici e incoraggiamento lungo il tuo percorso di crescita.

Progetti e sfide stimolanti:

Partecipare a progetti impegnativi e sfidanti è un ottimo modo per sviluppare le competenze personali e professionali. Cerca opportunità di assumere ruoli di leadership o di responsabilità all'interno del tuo lavoro o della tua comunità. Affronta sfide che ti mettono alla prova e ti spingono al di là della tua zona di comfort, consentendoti di sviluppare nuove abilità e di acquisire fiducia in te stesso.

Feedback e auto-riflessione:

Infine, il feedback e l'auto-riflessione sono fondamentali per il miglioramento continuo delle competenze.

Chiedi feedback ai colleghi, ai superiori o ai mentori sulle tue prestazioni e sulle aree in cui potresti migliorare. Prenditi del tempo per riflettere sulle tue esperienze, identificando cosa hai imparato e come potresti applicare tali apprendimenti in futuro.

In conclusione, migliorare le competenze personali e professionali è un processo continuo che richiede impegno, pazienza e dedizione. Utilizza le strategie e le pratiche descritte in questo capitolo per sviluppare le tue abilità e raggiungere i tuoi obiettivi di crescita. Con il tempo e lo sforzo, vedrai i frutti del tuo lavoro sotto forma di maggior successo, soddisfazione e realizzazione nella tua vita.

"Aumentare la fiducia in se stessi ci porta a lavorare in modo più serio; fare il lavoro con competenza e disinvoltura significa diventare professionali."

Sidney Wilfred Mintz

CAPITOLO 4

Verso una Salute Emotiva Migliore

Comprendere e gestire le emozioni negative

Le emozioni negative sono una parte naturale dell'esperienza umana, ma spesso possono avere un impatto significativo sul nostro benessere mentale. Comprendere queste emozioni e imparare a gestirle in modo sano è fondamentale per mantenere un equilibrio emotivo e una salute mentale ottimale.

Prima di tutto, è importante riconoscere e accettare le emozioni negative senza giudizio. Troppo spesso cerchiamo di sopprimere o ignorare queste emozioni, sperando che vadano via da sole. Tuttavia, ignorare le nostre emozioni può portare a una maggiore intensità emotiva e a un peggioramento del nostro stato mentale. Invece, prenditi del tempo per esplorare e comprendere le tue emozioni, senza autocondanna.

Una volta che hai identificato le tue emozioni negative, puoi iniziare a esaminarne le cause sottostanti. Chiediti cosa ha scatenato queste emozioni e quali pensieri o credenze potrebbero aver contribuito al loro manifestarsi. Spesso, le nostre emozioni negative sono legate a schemi di pensiero distorti o a esperienze passate non elaborate. Affrontare queste radici può aiutare a ridurre l'intensità delle emozioni negative nel lungo termine.

Dopo aver compreso le tue emozioni negative e le loro cause, puoi sviluppare strategie efficaci per gestirle in modo sano. Una tecnica utile è la pratica della mindfulness, che ti permette di osservare le tue emozioni senza reagire impulsivamente ad esse. Respira profondamente e osserva le sensazioni fisiche associate alle tue emozioni, senza cercare di sopprimerle o fuggire da esse. Questo ti aiuterà a sviluppare una maggiore tolleranza emotiva e a ridurre lo stress associato alle tue emozioni negative.

Inoltre, è importante imparare a comunicare in modo sano le tue emozioni negative agli altri. Troppo spesso cerchiamo di nascondere o negare le nostre emozioni per paura di essere giudicati o respinti. Tuttavia, condividerle con persone di fiducia può aiutarti a ottenere il supporto di cui hai bisogno e a rafforzare i tuoi legami sociali.

Infine, pratica la gentilezza verso te stesso. Ricordati che essere umani significa sperimentare una gamma completa di emozioni, comprese quelle negative. Non giudicarti duramente per le tue reazioni emotive, ma piuttosto trattati con compassione e amore. Ricorda che ogni emozione, anche quella più dolorosa, ha un significato e una lezione da insegnarti.

Arrivare ad una corretta gestione richiede tempo, pratica e pazienza, ma è un investimento prezioso per il tuo benessere mentale ed emotivo a lungo termine.

Strategie per Affrontare l'Ansia e la Depressione

L'ansia e la depressione sono disturbi emotivi diffusi che possono influenzare profondamente la qualità della vita di una persona. Affrontare questi disturbi richiede un approccio olistico che coinvolga sia cambiamenti nello stile di vita che strategie di gestione emotiva.

Comprendere l'Ansia e la Depressione

Prima di affrontare l'ansia e la depressione, è importante comprenderne le radici e i sintomi. L'ansia è spesso caratterizzata da una sensazione di apprensione costante, tensione muscolare, irritabilità e difficoltà a concentrarsi. D'altra parte, la depressione si manifesta con sentimenti persistenti di tristezza, mancanza di interesse per le attività quotidiane, stanchezza e autostima ridotta.

Riconoscere e accettare i sintomi di ansia e depressione è il primo passo verso la guarigione. Tuttavia, è anche importante comprendere che queste condizioni non definiscono la tua intera identità e che esistono modi efficaci per gestirle e superarle.

Approccio Olistico al Benessere Mentale

Combattere l'ansia e la depressione richiede un approccio olistico che coinvolga aspetti fisici, emotivi e comportamentali del benessere. Tra le strategie più efficaci vi sono:

- **Terapia Cognitivo-Comportamentale (TCC)**: La TCC è un trattamento psicologico che si concentra sui modelli di pensiero e sui comportamenti che contribuiscono all'ansia e alla depressione. Attraverso la TCC, è possibile identificare e modificare pensieri distorti e comportamenti dannosi, aprendo la strada a nuovi modelli di pensiero più sani e funzionali.

- **Attività Fisica Regolare**: L'esercizio fisico è noto per i suoi benefici sul benessere mentale. L'attività fisica rilascia endorfine, sostanze chimiche del cervello che agiscono come analgesici naturali e migliorano l'umore. Anche una breve passeggiata all'aperto può fare la differenza nel migliorare l'umore e ridurre l'ansia e la depressione.

- **Alimentazione Equilibrata**: Una dieta sana ed equilibrata può svolgere un ruolo importante nel supportare la salute mentale. Evita il consumo eccessivo di alimenti ricchi di zucchero e grassi saturi, che possono contribuire all'infiammazione e all'umore instabile. Invece, privilegia cibi ricchi di antiossidanti, acidi grassi omega-3 e vitamine del gruppo B, che sono associati a un miglioramento dell'umore e della funzione cerebrale.

- **Supporto Sociale**: L'isolamento sociale può esacerbare l'ansia e la depressione. Cerca il sostegno di amici, familiari o di un gruppo di supporto per condividere le tue esperienze e ricevere conforto e incoraggiamento. Il supporto sociale può offrire una rete di sicurezza durante i momenti difficili e aiutarti a sentirti meno solo nella tua lotta contro l'ansia e la depressione.

Affrontare questa condizione spiacevole richiede impegno e perseveranza, ma con il tempo e gli sforzi appropriati, è possibile ridurre i sintomi e migliorare significativamente la qualità della vita. Non esitare a cercare il supporto di professionisti della salute mentale se senti di non farcela da solo.

Coltivare l'atteggiamento positivo attraverso pratiche

L'atteggiamento positivo è un ingrediente fondamentale per una vita equilibrata e appagante. Coltivarlo attraverso pratiche quotidiane può contribuire a promuovere il benessere mentale e a creare una prospettiva più ottimistica sulla vita.

- **Gratitudine**: Dedica del tempo ogni giorno per riflettere su ciò per cui sei grato. Tenere un diario della gratitudine in cui annoti almeno tre cose per cui sei grato ogni giorno può aiutarti a mantenere un atteggiamento positivo anche nelle circostanze più difficili.

- **Visualizzazione Creativa**: Pratica la visualizzazione creativa per immaginare il tuo futuro desiderato in modo vivido e dettagliato. Visualizza te stesso raggiungere gli obiettivi e vivere la vita che desideri con gioia e gratitudine. Questa pratica può aiutarti a mantenere la motivazione e a superare gli ostacoli lungo il tuo percorso.

- **Momenti di Gioia**: Dedica del tempo ogni giorno per fare qualcosa che ti riempie di gioia e soddisfazione. Potrebbe essere una passeggiata nella natura, la lettura di un buon libro, o il tempo trascorso con le persone care. Coltivare attivamente momenti di gioia nella tua vita può aumentare il tuo umore complessivo e la tua resilienza emotiva.

- **Pratica della Compassione**: Sii gentile e compassionevole verso te stesso e gli altri. Trattati con amore e rispetto, anche quando le cose non vanno come previsto. La pratica della compassione può aiutarti a sviluppare una maggiore tolleranza verso te stesso e gli altri, promuovendo relazioni più soddisfacenti e un senso di connessione con il mondo che ti circonda.

- **Affrontare le Sfide con Ottimismo**: Affronta le sfide quotidiane con un atteggiamento ottimista e proattivo. Piuttosto che concentrarti sulle difficoltà, cerca di vedere ogni sfida come un'opportunità di crescita e apprendimento. Mantenere una prospettiva positiva può aiutarti a superare gli ostacoli con determinazione e resilienza.

Coltivare un'attitudine positiva richiede impegno e pratica costante, ma i benefici per il benessere mentale e la qualità della vita possono essere notevoli. Sperimenta queste pratiche quotidiane e osserva come influenzano il tuo umore e la tua prospettiva sulla vita nel complesso.

"Ciò che non sappiamo e non comprendiamo in tema di nutrizione può farci davvero male."

T. Colin Campbell

CAPITOLO 5

Nutrizione per la mente e l'anima

Alimenti e abitudini per nutrire il cervello

Il cervello è un organo straordinariamente complesso che richiede una vasta gamma di nutrienti per funzionare in modo ottimale. Integrare nella tua dieta alimenti e abitudini che favoriscono la salute cerebrale può avere un impatto significativo sul tuo benessere mentale e sulla tua capacità cognitiva.

- **Alimenti Ricchi di Antiossidanti**: Gli antiossidanti sono sostanze che proteggono le cellule cerebrali dai danni causati dai radicali liberi, contribuendo così a preservare la funzione cognitiva e a ridurre il rischio di declino cognitivo legato all'età. Alcuni alimenti ricchi di antiossidanti includono frutti di bosco, agrumi, verdure a foglia verde scuro, noci e semi.

- **Acidi Grassi Omega-3**: Gli acidi grassi omega-3 sono costituenti fondamentali del tessuto cerebrale e sono associati a una migliore funzione cognitiva, umore e memoria. Integra nella tua dieta alimenti ricchi di omega-3 come pesce grasso (come salmone, sgombro e sardine), semi di lino, noci e olio di semi di canapa.

- **Carboidrati Complessi**: I carboidrati complessi forniscono al cervello una fonte di energia stabile e sostenuta, essenziale per il funzionamento ottimale. Opta per carboidrati integrali, come cereali integrali, riso integrale, quinoa e legumi, che rilasciano lentamente glucosio nel flusso sanguigno, mantenendo costante il livello di zucchero nel sangue e supportando la concentrazione e l'attenzione.

- **Proteine Magre**: Le proteine sono fondamentali per la salute cerebrale in quanto forniscono amminoacidi necessari alla sintesi dei neurotrasmettitori, i messaggeri chimici che trasmettono segnali tra le cellule cerebrali.

Scegli fonti di proteine magre come carne bianca, pesce, uova, latticini magri, tofu e legumi per garantire un apporto adeguato di nutrienti essenziali per il cervello.

- **Idratazione**: Mantenere un adeguato stato di idratazione è essenziale per la funzione cerebrale ottimale. Il cervello ha bisogno di acqua per svolgere una vasta gamma di processi, tra cui la regolazione della temperatura corporea, il trasporto di sostanze nutritive e l'eliminazione delle tossine. Assicurati di bere acqua a sufficienza durante il giorno per mantenere il tuo cervello idratato e in salute.

- **Equilibrio e Moderazione**: Infine, è importante mantenere un equilibrio nella tua dieta ed evitare eccessi o carenze nutrizionali. Scegli una varietà di alimenti nutrienti e bilanciati e cerca di limitare il consumo di zuccheri aggiunti, grassi saturi e cibi altamente processati, che possono avere un impatto negativo sulla salute cerebrale a lungo termine.

Integrare nella tua dieta alimenti e abitudini che favoriscono la salute cerebrale può aiutarti a massimizzare la tua funzione cognitiva, migliorare il tuo umore e ridurre il rischio di disturbi neurologici legati all'età. Investi nella tua salute cerebrale attraverso scelte alimentari e stili di vita consapevoli e godi dei benefici di una mente sana e vigorosa.

Tecniche di Respirazione per Rilassarsi e Rinvigorirsi

La respirazione è una funzione fondamentale del corpo umano, ma spesso trascuriamo il suo potenziale per influenzare il nostro stato mentale ed emotivo. Pratiche di respirazione consapevole possono essere strumenti potenti per ridurre lo stress, calmare la mente e promuovere il benessere emotivo complessivo.

- **Respirazione Diaframmatica**: La respirazione diaframmatica, nota anche come respirazione addominale, coinvolge il movimento del diaframma, il muscolo principale della respirazione. Per praticare questo tipo di respirazione, sdraiati o siediti in posizione confortevole e posa una sul ventre. Inspira lentamente attraverso il naso, facendo in modo che l'addome si gonfi come un palloncino. Espira attraverso la bocca, sentendo l'addome rientrare. Concentrati sul rendere il respiro lento, profondo e regolare, portando consapevolezza al movimento del respiro mentre entra ed esce dal corpo.

- **Respirazione Quadrata**: La respirazione quadrata è una tecnica di respirazione ritmica che coinvolge inspirazioni ed espirazioni di durata uguale. Immagina di tracciare un quadrato immaginario con il tuo respiro, dividendo ogni fase in quattro parti uguali. Inizia inspirando lentamente per contare fino a quattro, trattieni il respiro per lo stesso numero di conteggi, espira per quattro conteggi e poi trattieni il respiro vuoto per altri quattro conteggi. Ripeti il ciclo per diversi minuti, mantenendo il ritmo costante e regolare.

- Respirazione Nasale Alternata (Nadi Shodhana): La respirazione nasale alternata è una pratica yogica antica che aiuta a bilanciare i canali energetici del corpo, ridurre lo stress e aumentare la chiarezza mentale. Seduto in posizione comoda, chiudi la narice destra con il pollice della mano destra e inspira attraverso la narice sinistra. Chiudi la narice sinistra con il dito anulare della stessa mano e rilascia il pollice, espira attraverso la narice destra.

Continua questa sequenza, alternando la chiusura delle narici e mantenendo il ritmo del respiro lento e regolare.

- **Respirazione 4-7-8**: La tecnica della respirazione 4-7-8, sviluppata dal dottor Andrew Weil, è una pratica semplice ma efficace per indurre il rilassamento e ridurre l'ansia. Seduto o sdraiato in una posizione comoda, inspira silenziosamente attraverso il naso contando fino a quattro. Trattieni il respiro per sette conteggi. Espira completamente attraverso la bocca, facendo un suono di soffio, contando fino a otto. Ripeti il ciclo per almeno quattro volte, concentrandoti sul rendere il respiro lento, regolare e profondo.

- **Respirazione Profonda a 3 Parti**: Questa variante coinvolge il riempimento sequenziale dei polmoni in tre regioni: inferiore, media e superiore. Inspirando lentamente attraverso il naso, inizia riempiendo prima l'addome, poi il torace e infine la parte superiore dei polmoni.

Espira lentamente e completamente attraverso la bocca, lasciando fluire l'aria in modo naturale. Concentrati sul rilassamento dei muscoli mentre esegui questa respirazione profonda e consapevole.

Praticare regolarmente queste tecniche di respirazione può aiutarti a rilassarti, rinvigorire il corpo e calmare la mente, promuovendo così il benessere mentale e la chiarezza emotiva. Sperimenta queste pratiche nel tuo quotidiano per scoprire quali funzionano meglio per te e incorporale nella tua routine per trarne il massimo beneficio.

Creare un Ambiente che Favorisca il Benessere Mentale

L'ambiente che ci circonda ha un impatto significativo sul nostro benessere mentale ed emotivo. Creare uno spazio che favorisca la tranquillità, il comfort e la serenità può contribuire a promuovere una migliore salute mentale e una maggiore resilienza emotiva.

- **Riduci lo Stress Ambientale**: Identifica e riduci le fonti di stress nel tuo ambiente. Queste possono includere il disordine, il rumore eccessivo, la luce intensa o altri stimoli sensoriali che possono sovraccaricare i tuoi sensi e contribuire al senso di ansia o irritabilità. Organizza lo spazio in modo da favorire l'ordine e la chiarezza, e considera l'uso di suoni rilassanti, luci soffuse e aromi piacevoli per creare un'atmosfera calma e accogliente.

- **Crea Zone di Relax**: Dedica uno spazio nella tua casa o nel tuo luogo di lavoro dove puoi ritirarti per rilassarti e rigenerarti.

Questo può essere un angolo accogliente con un comodo divano, cuscini morbidi e una coperta calda, o una stanza tranquilla con luci soffuse e piante verdi rigogliose. Personalizza lo spazio con oggetti che ti portano gioia e tranquillità, come fotografie, opere d'arte o oggetti di valore sentimentale.

- **Incorpora Elementi Naturali**: La natura ha dimostrato di avere effetti positivi sul benessere mentale ed emotivo. Integra elementi naturali nel tuo ambiente, come piante verdi, acqua corrente o materiali naturali come legno e pietra, per creare una connessione con la natura e favorire una sensazione di calma e tranquillità.

- **Promuovi la Luminosità e la Ventilazione**: La luce naturale e l'aria fresca sono essenziali per il benessere mentale. Apri le finestre per far entrare la luce naturale e l'aria fresca, e considera l'aggiunta di specchi o elementi riflettenti per massimizzare la luminosità naturale nello spazio. Assicurati anche che lo spazio sia ben ventilato per favorire una circolazione d'aria ottimale e un ambiente sano.

- **Limita l'Esposizione a Stimoli Negativi**: Riduci al minimo l'esposizione a stimoli negativi, come notizie stressanti o persone tossiche, che possono avere un impatto negativo sul tuo stato d'animo e sulla tua salute mentale. Limita il tempo trascorso sui social media o davanti alla televisione e cerca di mantenere relazioni sane e positive con le persone che ti circondano.

- **Pratica la Consapevolezza**: Infine, pratica la consapevolezza del tuo ambiente e delle tue reazioni ad esso. Osserva come ti senti quando sei in determinati ambienti e apporta eventuali modifiche necessarie per creare uno spazio che ti faccia sentire al sicuro, confortevole e a tuo agio.

Creare un ambiente che favorisca il benessere mentale richiede un impegno costante e una sensibilità alle tue esigenze individuali. Sperimenta con diverse strategie e osserva come influenzano il tuo stato d'animo e il tuo benessere complessivo.

"Niente importa tranne il tuo costante progresso spirituale quotidiano."

Yukteswar Giri

CAPITOLO 6

Connettività Spirituale per Tutti

Esercizi per Esplorare la tua Spiritualità

L'esplorazione della spiritualità è un viaggio personale che può portare ad una maggiore consapevolezza di sé, un senso di connessione con il mondo e un profondo significato nella vita. Esistono molti esercizi e pratiche che possono aiutarti ad approfondire questa dimensione della tua esistenza e ad esplorare il tuo percorso spirituale unico.

1. Meditazione Silenziosa: La meditazione è una pratica antica che può aiutarti a stabilire una connessione con il tuo io interiore e con il divino. Dedica del tempo ogni giorno per sederti in silenzio e osservare i tuoi pensieri e sensazioni senza giudizio. Praticare la meditazione silenziosa può aiutarti a coltivare la consapevolezza e la serenità interiore, aprendo la porta alla tua dimensione spirituale.

2. Camminate Meditative: Le camminate meditative sono una pratica che ti consente di connetterti con la natura e con te stesso mentre ti muovi. Scegli un luogo tranquillo e naturalistico e cammina lentamente, prestando attenzione ai tuoi passi, alla respirazione e ai suoni che ti circondano. Concediti il tempo di osservare la bellezza della natura e di riflettere sul significato più profondo della vita.

3. Tenere un Diario Spirituale: Tenere un diario è un modo efficace per esplorare i tuoi pensieri, sentimenti ed esperienze spirituali. Dedica del tempo ogni giorno per scrivere su ciò che ti ispira, ciò che ti lascia senza parole o le esperienze che ti hanno profondamente toccato. Scrivere ti aiuta a elaborare le tue esperienze e a riconnetterti con il tuo io interiore.

4. Pratiche Rituali: Le pratiche rituali sono un modo per creare un senso di sacralità e connessione con il divino. Queste possono includere la preghiera, la recitazione di mantra, la creazione di altari o la partecipazione a cerimonie spirituali.

Trova pratiche rituali che risuonano con te e che ti aiutino a coltivare una relazione più profonda con il sacro.

5. Studio e Riflessione: Dedica del tempo allo studio e alla riflessione su testi spirituali, filosofie religiose o insegnamenti di saggi e maestri spirituali. Leggere e contemplare saggi spirituali può aiutarti a sviluppare una comprensione più profonda della tua spiritualità e a trovare ispirazione per il tuo percorso.

Esplorare la tua spiritualità è un viaggio unico e personale che può arricchire la tua vita e portare un senso più profondo di pace, gioia e significato. Sperimenta con queste pratiche e esercizi e trova quelli che risuonano con te e ti portano più vicino alla tua dimensione spirituale.

Pratiche Quotidiane per una Connessione Spirituale più Profonda

Mantenere una connessione spirituale profonda richiede impegno e pratica costante nel nutrire la tua relazione con il divino o con la dimensione della tua esistenza. Esistono diverse pratiche quotidiane che puoi incorporare nella tua vita per coltivare una connessione più profonda e significativa con il sacro.

1. Momenti di Silenzio e Riflessione: Dedica del tempo ogni giorno per sederti in silenzio e riflettere sulla tua spiritualità e sulla tua relazione con il divino. Questo può essere un momento di preghiera, meditazione o semplice contemplazione, in cui ti concedi il tempo per connetterti con il tuo io interiore e con il sacro.

2. Preghiera Personale: La preghiera è un modo potente per stabilire una connessione diretta con il divino e per esprimere gratitudine, avere una guida o semplicemente condividere i tuoi pensieri e sentimenti. Prenditi del tempo ogni giorno per pregare in modo personale, utilizzando le parole che risuonano con te e aprendo il tuo cuore al divino.

3. Lettura Spirituale: Dedica del tempo ogni giorno alla lettura di testi spirituali che ti ispirano e nutrono il tuo spirito. Questi possono essere testi sacri, insegnamenti di saggi e maestri spirituali o opere che esplorano la natura della spiritualità e della ricerca interiore. Rifletti su ciò che leggi e cerca di applicare gli insegnamenti nella tua vita quotidiana.

5. Servizio e Compassione: Coinvolgiti in atti di servizio e compassione per gli altri, poiché queste pratiche ti aiutano a coltivare un senso di connessione e compassione verso il divino che risiede in ogni essere umano. Cerca modi per offrire sostegno e conforto agli altri, sia attraverso azioni concrete che attraverso il tuo sostegno emotivo e spirituale.

6. Comunità Spirituale: Partecipa a comunità spirituali o gruppi di studio che condividono le tue convinzioni e valori spirituali. Il sostegno e la condivisione con gli altri praticanti possono arricchire la tua esperienza spirituale e fornirti un senso di appartenenza e sostegno nella tua ricerca spirituale.

Integrando queste pratiche nella tua vita quotidiana, puoi coltivare una connessione spirituale più profonda e significativa che ti porta più vicino al divino e arricchisce la tua esperienza di vita con un senso più profondo di pace, gioia e significato.

Rispetto e Integrazione delle Diverse Tradizioni Spirituali

Nel mondo odierno, caratterizzato da una vasta gamma di tradizioni spirituali e credenze, è importante coltivare un atteggiamento di rispetto e apertura verso la diversità delle esperienze spirituali umane. L'integrazione delle diverse tradizioni può arricchire la nostra comprensione della spiritualità e promuovere un senso più profondo di unità e connessione tra tutte le persone.

1. Accoglienza della Diversità: Riconoscere e accogliere la diversità come una ricchezza anziché una divisione. Ogni tradizione ha qualcosa di unico da offrire e può offrire prospettive preziose sulla natura della spiritualità e della ricerca interiore. Approcciare le diverse tradizioni con apertura e curiosità ci permette di imparare e crescere spiritualmente in modi nuovi e sorprendenti.

Rispetto e Integrazione delle Diverse Tradizioni Spirituali

Nel mondo odierno, caratterizzato da una vasta gamma di tradizioni spirituali e credenze, è importante coltivare un atteggiamento di rispetto e apertura verso la diversità delle esperienze spirituali umane. L'integrazione delle diverse tradizioni può arricchire la nostra comprensione della spiritualità e promuovere un senso più profondo di unità e connessione tra tutte le persone.

1. Accoglienza della Diversità: Riconoscere e accogliere la diversità come una ricchezza anziché una divisione. Ogni tradizione ha qualcosa di unico da offrire e può offrire prospettive preziose sulla natura della spiritualità e della ricerca interiore. Approcciare le diverse tradizioni con apertura e curiosità ci permette di imparare e crescere spiritualmente in modi nuovi e sorprendenti.

2. Dialogo Interreligioso: Partecipa a dialoghi e incontri interreligiosi che promuovono la comprensione e il rispetto reciproco tra le diverse tradizioni spirituali.

Questi spazi offrono l'opportunità di ascoltare le esperienze e le prospettive degli altri, di condividere le proprie esperienze e di trovare punti di contatto e convergenza tra le tradizioni.

3. Sincretismo Spirituale: Esplora la possibilità del sincretismo spirituale, cioè l'integrazione di elementi e pratiche da diverse tradizioni spirituali nella tua pratica personale. Questo non significa abbandonare la propria tradizione spirituale di origine, ma piuttosto abbracciare l'idea che la verità possa essere trovata in molte forme e che ogni individuo può trovare la propria via.

4. Rispetto delle Convinzioni Altrui: Pratica il rispetto delle convinzioni spirituali degli altri, anche quando differiscono dalle tue. Riconosci che ogni individuo ha il diritto di seguire il proprio percorso spirituale e che ciò che funziona per una persona potrebbe non funzionare per un'altra. Coltiva l'empatia e la compassione verso gli altri nelle loro diverse esperienze spirituali.

5. Collaborazione Interreligiosa per il Bene Comune: Cerca opportunità di collaborazione interreligiosa per affrontare sfide sociali e globali, come la povertà, l'ingiustizia sociale e la crisi ambientale. Lavorare insieme con persone di diverse tradizioni spirituali per promuovere il bene comune e il benessere dell'umanità può essere una forma potente di espressione della spiritualità e della compassione universale.

Coltivare il rispetto e l'integrazione delle diverse tradizioni spirituali ci permette di celebrare la ricchezza della diversità umana e di promuovere un senso più profondo di connessione e solidarietà tra tutte le persone. In un mondo sempre più interconnesso e diversificato, questa prospettiva inclusiva e aperta ci aiuta a superare le divisioni e a costruire ponti di comprensione e collaborazione tra le persone di tutte le fedi e credenze.

"La chiave per vincere è
l'equilibrio sotto stress."

Paul Eugene Brown

CAPITOLO 7

Equilibrio tra Vita e Lavoro

Metodi per Gestire Efficacemente Tempo e Stress

Mantenere un equilibrio sano tra vita e lavoro è essenziale per il benessere complessivo e la soddisfazione nella vita. Con l'aumento delle pressioni del lavoro e delle richieste quotidiane, è importante adottare strategie efficaci per gestire il tempo e lo stress in modo da mantenere un equilibrio sano e sostenibile.

1. Organizzazione delle Attività: Identifica le attività più importanti e urgenti e assegna loro la massima priorità nella tua giornata. Fai uso di strumenti come liste di attività e planner per organizzare e pianificare il tuo tempo in modo efficiente, concentrando la tua energia sulle attività che contribuiscono maggiormente ai tuoi obiettivi personali e professionali.

2. Tecniche di Gestione del Tempo: Utilizza tecniche di gestione del tempo come la tecnica Pomodoro, che prevede intervalli di lavoro concentrato seguiti da brevi pause, per massimizzare la tua produttività e ridurre il rischio di burnout. Impara a delegare compiti non essenziali e ad evitare la procrastinazione, pianificando il tuo tempo in modo da bilanciare le esigenze del lavoro e della vita personale.

3. Pratica della Consapevolezza: La consapevolezza è una pratica potente che ti aiuta a rimanere centrato nel momento presente e a gestire lo stress in modo efficace. Prenditi del tempo ogni giorno per praticare la consapevolezza attraverso la meditazione, la respirazione consapevole o semplicemente facendo una pausa per osservare i tuoi pensieri e sensazioni senza giudizio. La consapevolezza ti aiuta a ridurre lo stress, migliorare la tua capacità di concentrazione e promuovere un senso generale di calma ed equilibrio.

4. Chiedi Aiuto Quando Necessario: Non esitare a chiedere aiuto quando ne hai bisogno.

Parla con il tuo datore di lavoro, colleghi o familiari se senti di essere sopraffatto dalle richieste del lavoro o dalle sfide personali. Riconoscere quando hai bisogno di supporto e chiedere aiuto è un segno di forza e ti aiuta a gestire lo stress in modo più efficace.

Con una pianificazione oculata, una pratica della consapevolezza regolare e un impegno per prenderti cura di te stesso, puoi ridurre lo stress, aumentare la tua produttività e goderti una vita più soddisfacente ed equilibrata.

Bilanciare Impegni Lavorativi e Spazi Personali

Troppo spesso, ci troviamo immersi negli impegni lavorativi a discapito dei nostri spazi personali e del nostro benessere emotivo. Bilanciare con successo lavoro e vita privata è essenziale per mantenere un equilibrio sano e sostenibile nella vita quotidiana.

1. Impostare Obiettivi Realistici: Stabilisci obiettivi lavorativi e personali realistici e raggiungibili e pianifica il tuo tempo di conseguenza. Evita di sovraccaricarti di lavoro o di impegni personali e impara a dire di no a richieste non essenziali. Concentrati su ciò che è veramente importante per te e per il tuo benessere complessivo.

2. Fissare Momenti di Riunione Familiare: Dedica del tempo alla tua famiglia e ai tuoi cari, stabilendo momenti di riunione familiare regolari. Questi momenti possono includere cene in famiglia, uscite insieme o semplicemente momenti di condivisione e di vicinanza.

La connessione con i tuoi cari ti aiuta a mantenere un equilibrio emotivo e a ricaricare le batterie dopo una giornata di lavoro intensa.

3. Pratiche di Autocura: Dedica del tempo ogni giorno per prenderti cura di te stesso e del tuo benessere emotivo, fisico e mentale. Fai esercizio fisico regolarmente, mantieni una dieta equilibrata, dormi a sufficienza e trova attività ricreative che ti rilassino e ti rigenerino. Investire nella tua autoregolazione ti aiuta a mantenere un equilibrio sano tra lavoro e vita personale e a gestire lo stress in modo efficace.

4. Stabilire Limiti Chiari: Impara a dire di no a richieste non essenziali e a stabilire limiti chiari tra lavoro e vita personale. Rispetta i tuoi tempi di riposo e di ricarica, e impegnati a mantenere un equilibrio sano tra il tempo dedicato al lavoro e il tempo dedicato alle attività ricreative e ai rapporti personali.

Riconoscere l'importanza di bilanciare gli impegni lavorativi e gli spazi personali è il primo passo per creare una vita equilibrata e soddisfacente.

Utilizza queste strategie per trovare un equilibrio sano tra lavoro e vita personale e per promuovere il tuo benessere complessivo.

"Per perseguire il successo in modo efficace, devi costruire relazioni di supporto che ti aiutino a raggiungere i tuoi obiettivi. Per costruire queste relazioni, devi fidarti degli altri; e per guadagnare la loro fiducia, a tua volta devi imparare ad essere degno di fiducia."

Stedman Graham

CAPITOLO 8

Costruire Comunità e Condividere il Percorso

L'Importanza del Supporto Sociale nel Percorso di Crescita

Nel percorso di crescita personale, il supporto sociale svolge un ruolo cruciale nel favorire il benessere emotivo e spirituale degli individui. Le relazioni significative e il sostegno di amici, familiari e comunità possono essere una fonte di forza, ispirazione e incoraggiamento durante i momenti di sfida e di crescita.

1. Sostegno Emotivo: Il sostegno sociale fornisce un'importante rete di sostegno emotivo che può aiutarti a superare le difficoltà e ad affrontare le sfide con maggiore resilienza e determinazione. Avere persone fidate con cui condividere le tue gioie e le tue paure ti aiuta a sentirsi compreso e supportato nelle tue esperienze di crescita personale e spirituale.

2. Condivisione di Esperienze: Il supporto sociale ti offre l'opportunità di condividere le tue esperienze di crescita con gli altri e di imparare dalle esperienze degli altri. La condivisione di storie, idee e conoscenze con persone che condividono i tuoi interessi e valori può arricchire il tuo percorso di crescita e offrirti nuove prospettive e insight.

3. Ispirazione e Motivazione: Essere circondato da individui motivati e positivi può ispirarti a perseguire i tuoi obiettivi di crescita personale e spirituale con maggiore impegno e determinazione. Il sostegno sociale può aiutarti a mantenere la motivazione quando incontri ostacoli e a perseverare nel tuo percorso nonostante le difficoltà.

4. Appartenenza e Connessione: Essere parte di una comunità di individui che condividono i tuoi interessi spirituali e di crescita può offrirti un senso di appartenenza e di connessione che è essenziale per il tuo benessere emotivo e spirituale.

Sentirti parte di qualcosa di più grande di te stesso ti aiuta a coltivare un senso di significato e di scopo nella tua vita.

5. Empatia e Compassione: Il sostegno sociale promuove l'empatia e la compassione verso gli altri, contribuendo a creare un clima di comprensione e solidarietà all'interno della comunità. Essere in grado di offrire e ricevere sostegno dagli altri crea un ciclo positivo di aiuto reciproco che arricchisce la vita di tutti i partecipanti.

Coltivare relazioni significative e cercare il supporto sociale nel tuo percorso di crescita personale e spirituale è essenziale. Investi tempo ed energia nella costruzione e nel mantenimento di relazioni positive e nutritive, poiché possono arricchire la tua vita e sostenerti nel tuo percorso di crescita e trasformazione.

Come Creare o Trovare Gruppi di Supporto

Creare o trovare gruppi di supporto può essere un passo fondamentale nel tuo percorso di crescita personale e spirituale. Questi gruppi offrono un ambiente sicuro e accogliente dove puoi condividere le tue esperienze, ricevere sostegno e ispirazione dagli altri e sostenere gli altri nei loro percorsi di crescita.

1. Identifica i Tuoi Interessi e Obiettivi: Prima di tutto, rifletti su quali sono i tuoi interessi e obiettivi di crescita. Cerca gruppi che si concentrino su aree specifiche che ti interessano, come la meditazione, la mindfulness, lo sviluppo personale o la crescita spirituale.

2. Ricerca Online e Locale: Utilizza risorse online e locali per trovare gruppi di supporto nella tua zona. Puoi cercare su siti web specializzati, forum online, gruppi sui social media o annunci locali per individuare gruppi di interesse nella tua comunità.

Inoltre, chiedi consigli a familiari, amici o professionisti della salute mentale che potrebbero conoscere gruppi appropriati.

3. Partecipa a Eventi e Incontri: Partecipa a eventi, workshop o incontri locali che trattano argomenti legati alla crescita personale e spirituale. Questi eventi possono essere un ottimo modo per incontrare persone con interessi simili e per scoprire potenziali gruppi di supporto o comunità di cui potresti far parte.

4. Crea il Tuo Gruppo: Se non trovi un gruppo esistente che soddisfi le tue esigenze, considera l'opportunità di creare il tuo gruppo di supporto. Puoi iniziare invitando amici, familiari o conoscenti che condividono i tuoi interessi e obiettivi a partecipare a incontri regolari per condividere esperienze e offrire sostegno reciproco.

5. Partecipa Attivamente: Una volta che hai individuato o creato un gruppo di supporto, partecipa attivamente alle attività e alle discussioni.

Condividi le tue esperienze, presta ascolto agli altri e offri sostegno e incoraggiamento quando necessario. L'impegno attivo nel gruppo ti permette di trarre il massimo beneficio dalla tua partecipazione e di costruire relazioni significative con gli altri membri.

Sfrutta le risorse disponibili per individuare gruppi appropriati e partecipa attivamente per costruire connessioni significative e sostenerti reciprocamente nel tuo percorso di crescita e trasformazione.

Condividere Esperienze e Sfide per un Arricchimento Reciproco

Condividere le nostre esperienze e sfide con gli altri ci permette di sentirci meno soli nei momenti difficili. Quando ci apriamo agli altri e condividiamo autenticamente la nostra storia, ci permettiamo di essere vulnerabili e di stabilire connessioni significative che possono nutrire e sostenere il nostro percorso di crescita.

1. Creare uno Spazio Sicuro: Per condividere esperienze e sfide in modo efficace, è essenziale creare uno spazio sicuro e accogliente dove tutti si sentano liberi di esprimersi senza giudizio. Questo può essere un gruppo di supporto, una comunità online o un cerchio di amici fidati che si sostengono reciprocamente nel percorso di crescita.

2. Praticare la Vulnerabilità: Essere disposti a essere vulnerabili e a condividere apertamente le proprie esperienze e sfide è un atto di coraggio e di fiducia.

Quando ci permettiamo di essere autentici e vulnerabili, creiamo un ambiente di comprensione e solidarietà che può promuovere la connessione e la guarigione.

3. Ascolto Empatico: Quando gli altri condividono le loro esperienze e le loro sfide, è importante praticare l'ascolto empatico e la comprensione. Prestare attenzione senza giudicare, offrire sostegno e incoraggiamento e mostrare empatia può aiutare gli altri a sentirsi ascoltati e compresi.

4. Estrazione di Insegnamenti: Ogni esperienza e sfida porta con sé una lezione o un insegnamento prezioso che possiamo imparare. Quando condividiamo le nostre esperienze con gli altri, non solo offriamo sostegno e solidarietà, ma possiamo anche estrarre insegnamenti significativi che arricchiscono il nostro percorso di crescita e trasformazione.

5. Costruire Connessioni Significative: La condivisione di esperienze e sfide può portare alla creazione di connessioni significative con gli altri. Trovare persone che hanno vissuto esperienze simili o che possono comprendere le nostre sfide può essere estremamente gratificante e può offrire un senso di appartenenza e di connessione che nutre il nostro spirito.

6. Celebrare i Successi e le Vittorie: Oltre a condividere le sfide, è importante anche celebrare i successi e le vittorie lungo il percorso di crescita. Condividere i nostri successi con gli altri non solo ci permette di gioire insieme, ma può anche ispirare e motivare gli altri nel loro percorso di crescita.

Trova il coraggio di aprirti agli altri e di condividere autenticamente la tua storia, e scoprirai che insieme potrete superare qualsiasi sfida e crescere più forti e più saggi nel processo.

"Non confonderti in mezzo
agli altri, sii te stesso e fai
sentire la tua voce, siamo
venuti al mondo per
manifestare la nostra
unicità."

Alberto Ruffinengo

CONCLUSIONE

Riassunto dei Principi Chiave per il Benessere Mentale e Spirituale

Durante il percorso di questo libro, abbiamo esplorato una serie di principi fondamentali per promuovere il benessere mentale e spirituale. Questi principi si sono dimostrati cruciali nel favorire una vita più equilibrata, significativa e soddisfacente. Ecco un riassunto dei principi chiave che abbiamo trattato:

1.**Mindfulness e Consapevolezza**: Abbiamo imparato che tali pratiche possono trasformare la nostra vita, portandoci a vivere nel momento presente con maggiore consapevolezza e gratitudine.

2.**Gestione del Tempo e dello Stress**: Abbiamo esaminato strategie pratiche per gestire il tempo in modo efficace e ridurre lo stress, promuovendo così un equilibrio sano tra lavoro e vita personale.

3.Crescita Personale e Sviluppo Spirituale: Abbiamo esplorato tecniche riconoscendo l'importanza di auto-riflessione, auto-compassione e connessione con il proprio io.

4.Gestione Emotiva: Abbiamo affrontato la comprensione e la gestione delle emozioni negative, offrendo strategie per affrontare l'ansia, la depressione e coltivare un atteggiamento positivo nella vita di tutti i giorni.

5.Nutrizione Mentale e Spirituale: Abbiamo esaminato l'importanza di nutrire il cervello e l'anima attraverso una dieta equilibrata, tecniche di respirazione e la creazione di un ambiente favorevole al benessere mentale.

6.Connettività Spirituale e Supporto Sociale: Abbiamo infine sottolineato l'importanza della connessione spirituale e del supporto sociale nel nostro percorso di crescita, riconoscendo il valore di condividere esperienze e sfide con gli altri per un arricchimento reciproco.

Questi principi costituiscono le fondamenta su cui costruire una vita di significato, scopo e realizzazione. Implementare queste conoscenze nella nostra vita quotidiana ci aiuterà a coltivare un benessere duraturo e a progredire nel nostro percorso di crescita e trasformazione personale.

Come Continuare il Percorso di Crescita Oltre i 10 Minuti

Arrivati alla fine di questo viaggio di scoperta e trasformazione, è importante ricordare che il percorso di crescita personale e spirituale è un viaggio continuo e in costante evoluzione. Anche se abbiamo esplorato l'impatto che 10 minuti al giorno possono avere sulla trasformazione della nostra vita, è fondamentale comprendere che questo è solo l'inizio del nostro cammino.

Per continuare questo percorso è essenziale mantenere viva la consapevolezza e l'impegno verso il proprio benessere mentale e spirituale. Ecco alcuni suggerimenti pratici su come proseguire questo viaggio:

1.**Pratica Costante**: Dedica ogni giorno del tempo alla tua pratica personale, anche se sono solo brevi momenti. Mantenerla è fondamentale per integrare i principi e le tecniche apprese nel quotidiano.

2.Esplora Nuove Frontiere: Sii aperto all'esplorazione di nuove pratiche e approcci alla crescita. Ci sono infinite risorse e insegnamenti disponibili, quindi non avere paura di spingerti al di là della tua zona di comfort e di sperimentare nuove modalità di crescita.

3.Crea un Sistema di Supporto: Cerca il supporto di amici, familiari o mentori che possano accompagnarti nel tuo percorso di crescita. Condividere le tue esperienze con gli altri e ricevere feedback e incoraggiamenti può essere estremamente prezioso nel mantenere la motivazione e l'ispirazione.

4.Approfondisci la Tua Conoscenza: Leggi libri, partecipa a corsi e seminari, e sii sempre aperto all'apprendimento e alla crescita continua.

5.Pratica la Gratitudine: Coltiva una pratica quotidiana, riconoscendo e apprezzando le piccole gioie e le benedizioni nella tua vita.

La gratitudine è una potente forza di trasformazione che può portare maggiore felicità, soddisfazione e consapevolezza nella tua vita.

6.Vivi con Intenzione: Vivere con intenzione significa essere consapevoli delle nostre azioni, delle nostre scelte e del nostro impatto sul mondo che ci circonda. Sii consapevole di ciò che ti porta gioia e significato e cerca di vivere in linea con i tuoi valori e le tue aspirazioni più profonde.

Infine, ricorda che il tuo percorso di crescita è un viaggio unico e personale, e ciò che funziona per gli altri potrebbe non funzionare per te. Sii gentile con te stesso, abbraccia il processo e fidati del tuo istinto interiore mentre continui il tuo cammino di scoperta e trasformazione.

Che tu continui ad investire 10 minuti al giorno o trovi nuovi modi per approfondire il tuo percorso, sii orgoglioso del lavoro che hai fatto finora e affronta il futuro con ottimismo, curiosità e apertura.

Il viaggio di crescita è infinito, e ogni passo che fai ti avvicina sempre di più alla tua vera essenza e al tuo potenziale più elevato.

Altre opere dell'autore:

365 Pillole di Vita per Raggiungere la Felicità

Disponibile su Amazon Kindle Store
Sia in formato Ebook che Cartaceo
https://amzn.to/3MThagC

"Voglio dire grazie perché
mi rende molto più forte."

Christina Aguilera

Benessere in Tasca:
10 Minuti al Giorno per la Salute Mentale e la Crescita Spirituale

---

Crediti

Autore: Luca Martinelli

Copertina e Grafica: Marco Gatti

Editing e Revisione: Marco Gatti

Design dell'Interno: Marco Gatti

Ringraziamenti: Un caloroso ringraziamento a tutti coloro che hanno contribuito e supportato questo progetto. Grazie alle persone che hanno condiviso le loro esperienze, ispirando le pagine di questo libro.

Diritti d'Autore: © 2024 Luca Martinelli. Tutti i diritti riservati. Nessuna parte di questo libro può essere riprodotta senza il permesso scritto dell'autore, tranne per brevi citazioni destinate a recensioni.

Contatti: Per commenti, domande o richieste di interviste, contattare l'autore a lucam65261@gmail.com

Grazie di cuore per aver letto "**Benessere in Tasca: 10 Minuti al Giorno per la Salute Mentale e la Crescita Spirituale**". Spero che questo libro abbia contribuito in modo significativo al tuo percorso di crescita personale.

Ricorda che la tua crescita continua, e ti auguro ogni successo nel tuo cammino.

Buona vita!

Luca Martinelli

www.ingramcontent.com/pod-product-compliance
Lightning Source LLC
Chambersburg PA
CBHW061056250726
48653CB00001B/422